This Book Belongs To

_____

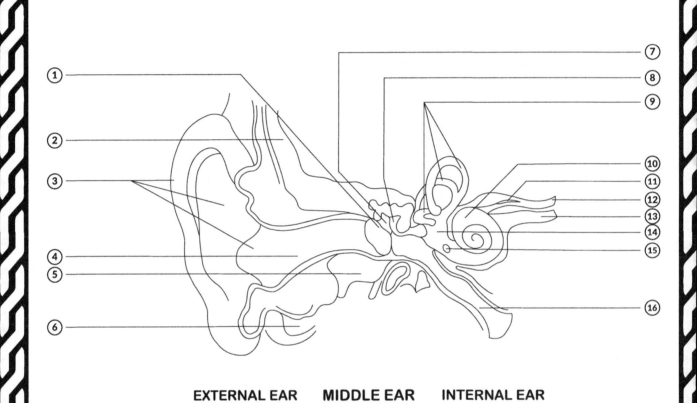

EXTERNAL EAR   MIDDLE EAR   INTERNAL EAR

(1). Tympanic Membrane

(2). Temporal Bone

(3). Auricle

(4). External Auditory Meatus

(5). Temporal Bone

(6). Mastoid Air Cells

(7). Malleus

(8). Incus

(9). Semicircular Canals

(10). Cochlea

(11). Facial Nerve

(12). Vestibular Nerve

(13). Cochlear Nerve

(14). Vestibule

(15). Round Window

(16). Auditory Tube (Eustachian Tube)

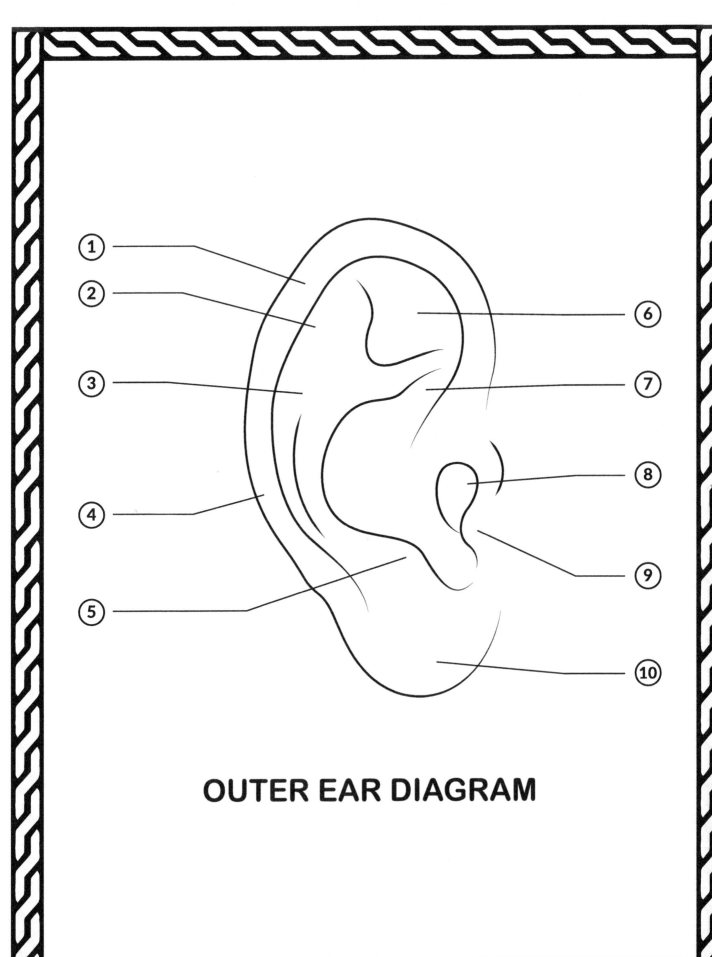

OUTER EAR DIAGRAM

(1). Helix

(2). Scapha

(3). Antihelical Fold

(4). Antihelix

(5). Antitragus

(6). Fossa

(7). Concha

(8). External Auditory Meatus

(9). Tragus

(10). Lobule

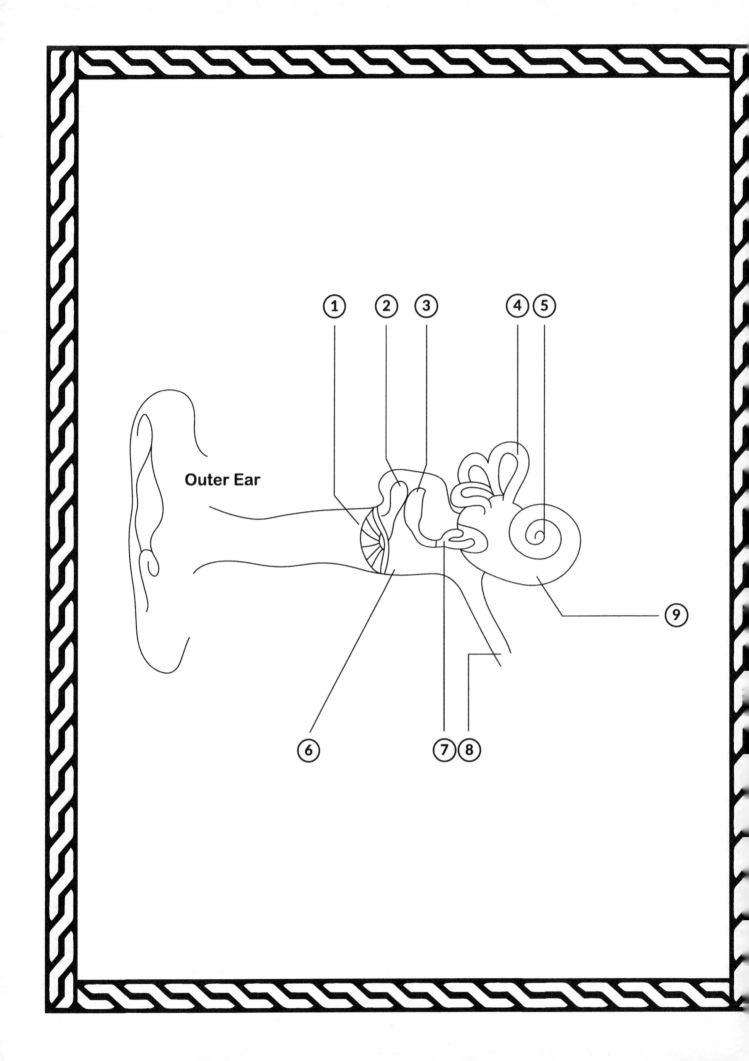

Outer Ear

(1). Ear Drum

(2). Hammer

(3). Anvil

(4). Semicircular Canals

(5). Cochlea

(6). Middle Ear

(7). Stirrup

(8). Eustachian Tube to The Throat

(9). Inner Ear

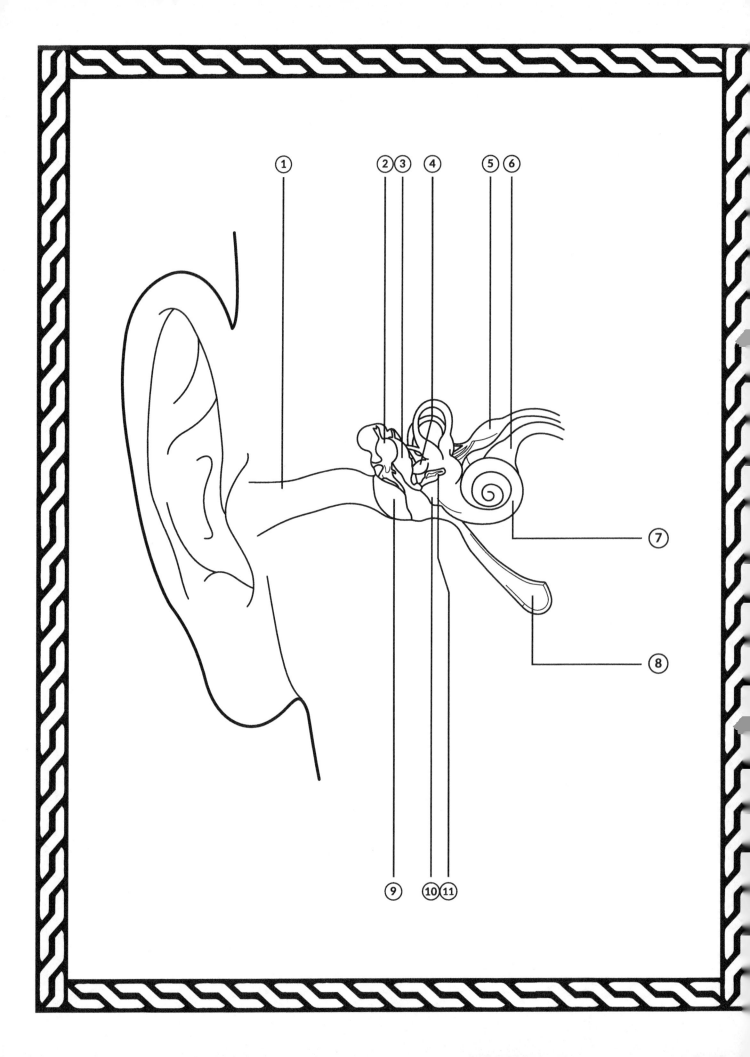

(1). Auditory Canal

(2). Malleus

(3). Incus

(4). Semicircular Canals

(5). Vestibular Nerve

(6). Cochlea Nerve

(7). Cochlea

(8). Eustachian Tube

(9). Tympanic Membrane

(10). Round Window

(11). Stapes

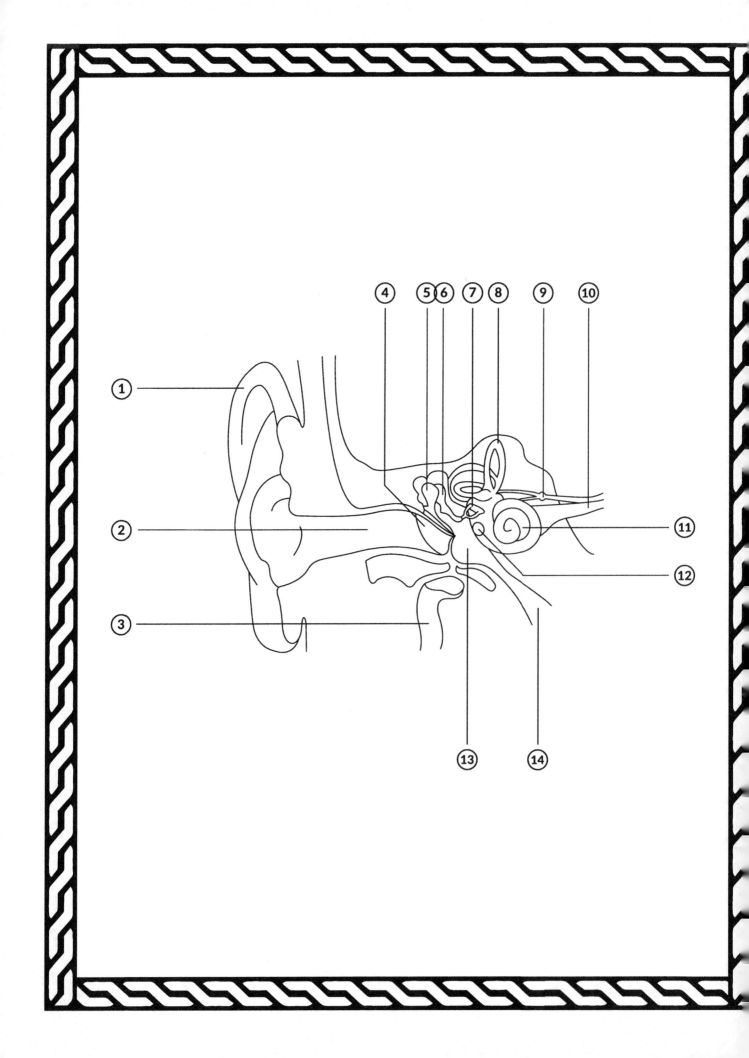

(1). Pinna

(2). External Auditory Canal

(3). Internal Jugular Vein

(4). Tympanic Membrane

(5). Malleus

(6). Incus

(7). Stapes

(8). Semicircular Canals

(9). Vestibular Nerve

(10). Cochlear Nerve

(11). Cochlea

(12). Round Window

(13). Tympanic Cavity

(14). Eustachian Tube

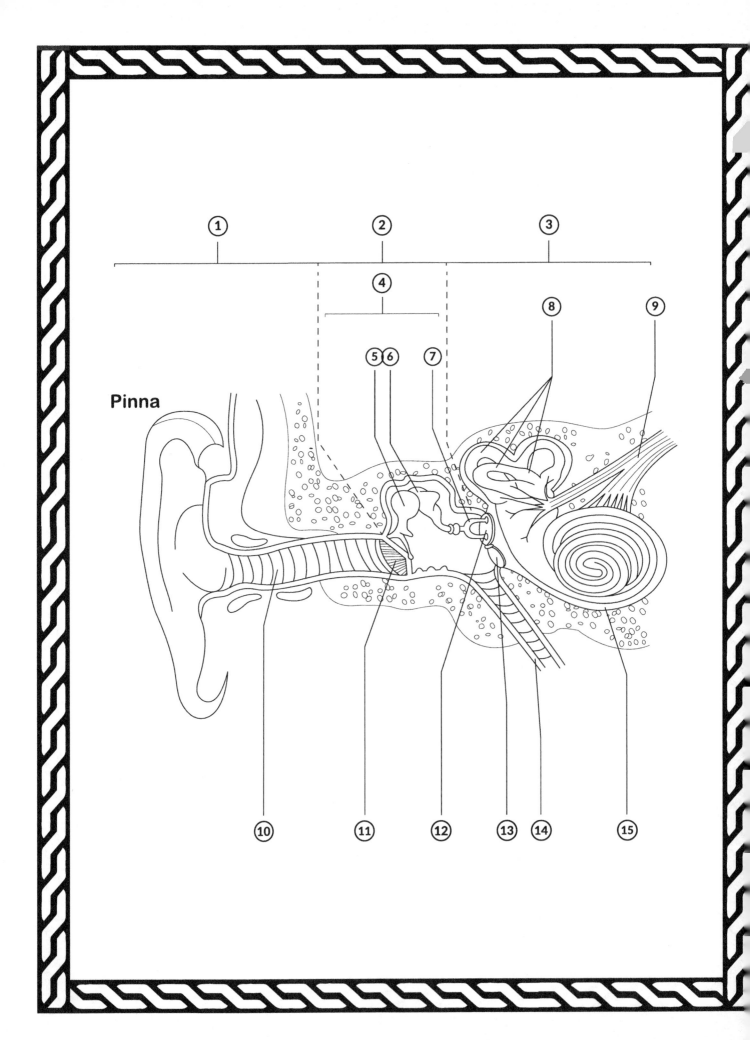

Pinna

(1). Outer Ear

(2). Middle Ear (air filled)

(3). Inner Ear (fluid filled)

(4). Small Bones of The Middle Ear

(5). Hammer (Malleus)

(6). Anvil (Incus)

(7). Stirrup (Stapes)

(8). Semicircular Canals

(9). Auditory Nerve

(10). Canal

(11). Ear Drum

(12). Oval Window

(13). Round Window

(14). Eustachian Tube - Connects with the Back of the Throat

(15). Cochlea

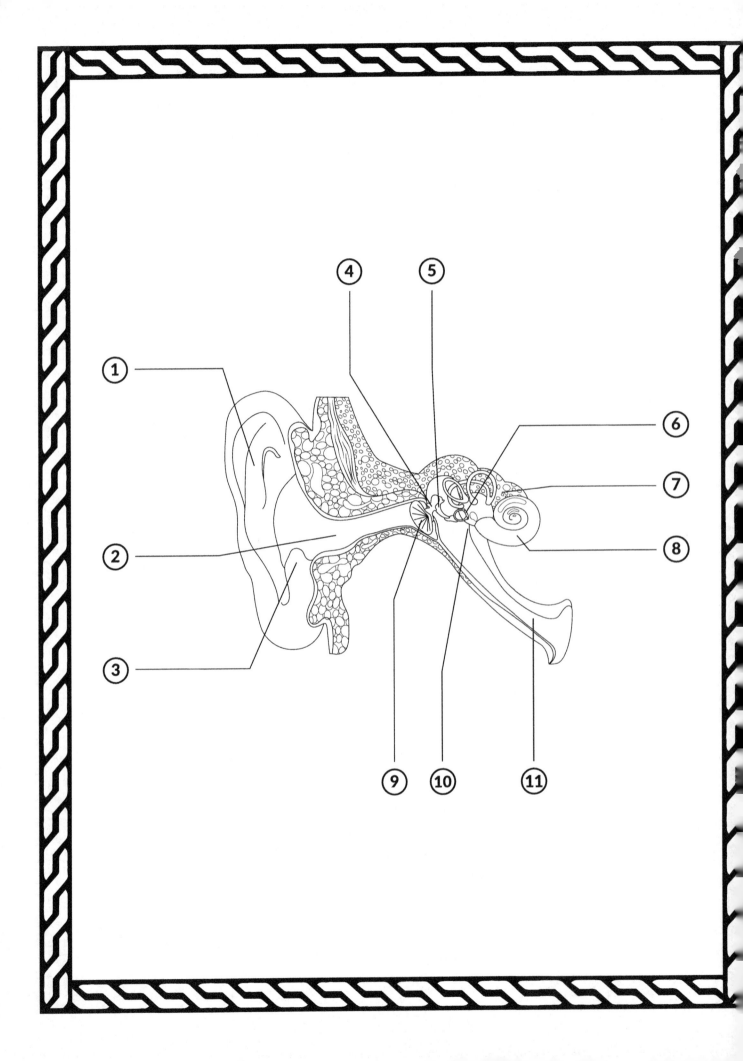

(1). Outer Ear

(2). Ear Canal

(3). Pinna

(4). Malleus

(5). Incus

(6). Stapes

(7). Inner Ear

(8). Cochlea

(9). Ear Drum

(10). Middle Ear

(11). Eustachian Tube

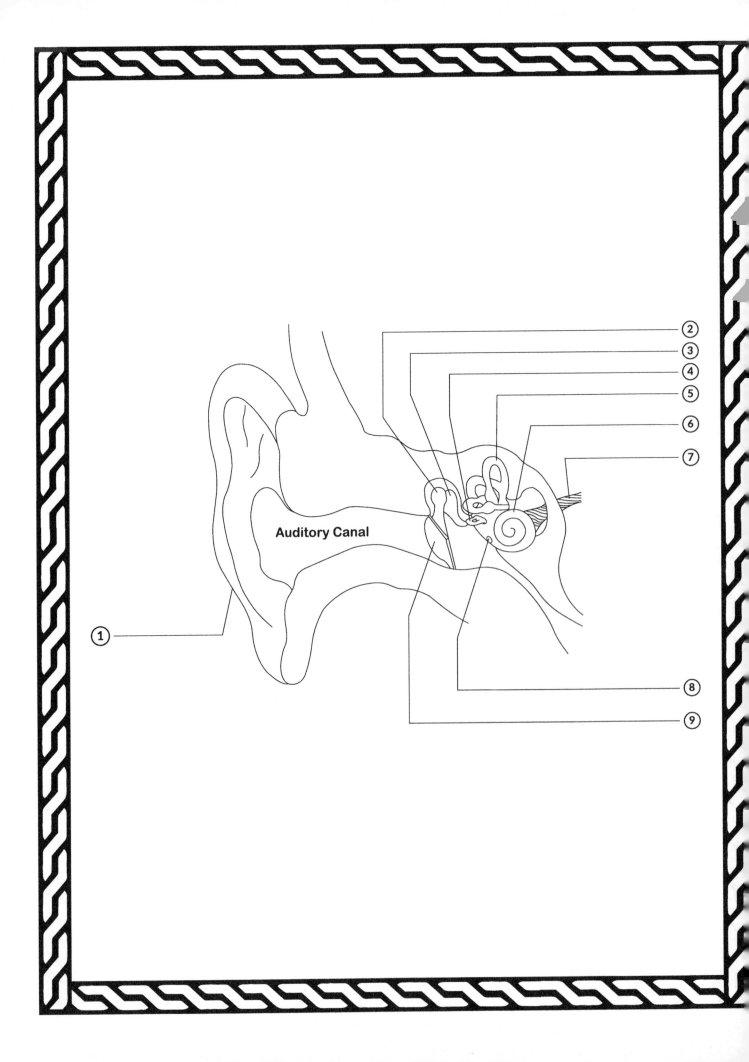

Auditory Canal

(1). Pinna

(2). Hammer

(3). Anvil

(4). Stirrup

(5). Semicircular Canals

(6). Cochlea

(7). Auditory Nerve

(8). Round Window

(9). Ear Drum

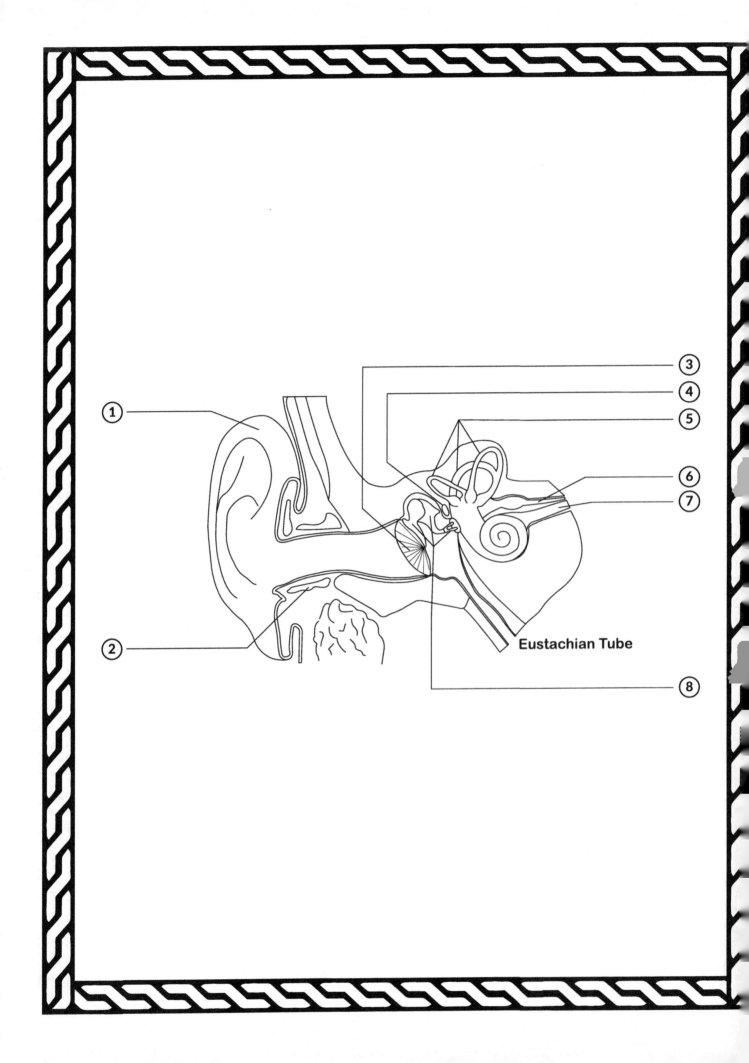

Eustachian Tube

(1). Pinna

(2). Cartilage

(3). Ear Drum

(4). Facial Nerve

(5). Semicircular Canals

(6). Vestibular Nerve

(7). Cochlear Nerve

(8). Ossicles

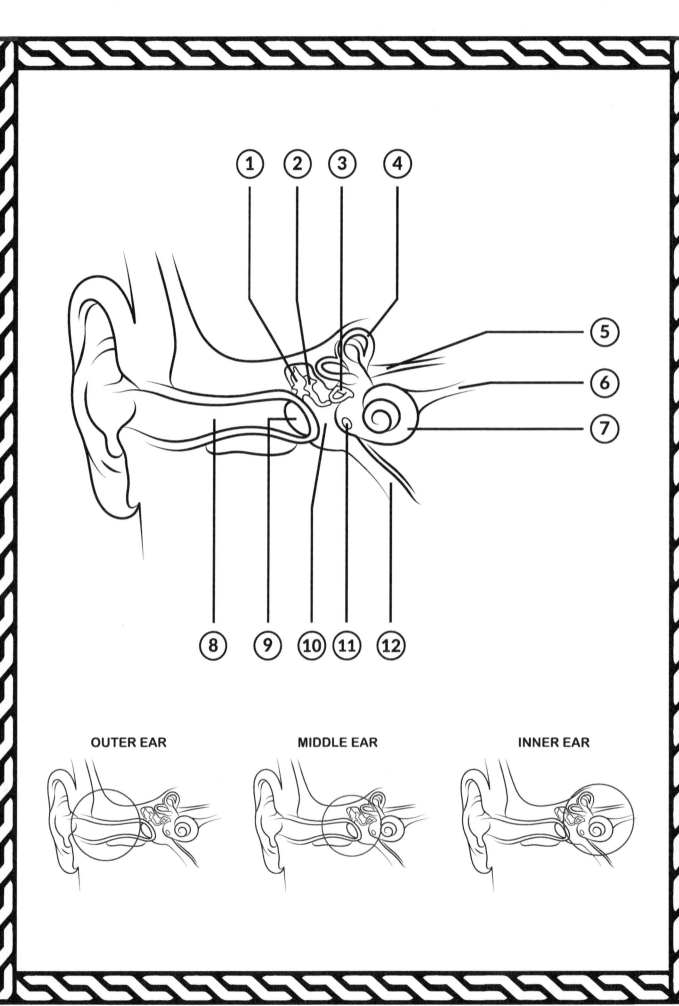

OUTER EAR

MIDDLE EAR

INNER EAR

(1). Malleus

(2). Incus

(3). Stapes

(4). Semicircular Canals

(5). Vestibular Nerve

(6). Cochlear Nerve

(7). Cochlea

(8). External Auditory Canal

(9). Tympanic Membrane

(10). Tympanic Cavity

(11). Round Window

(12). Eustachian Tube

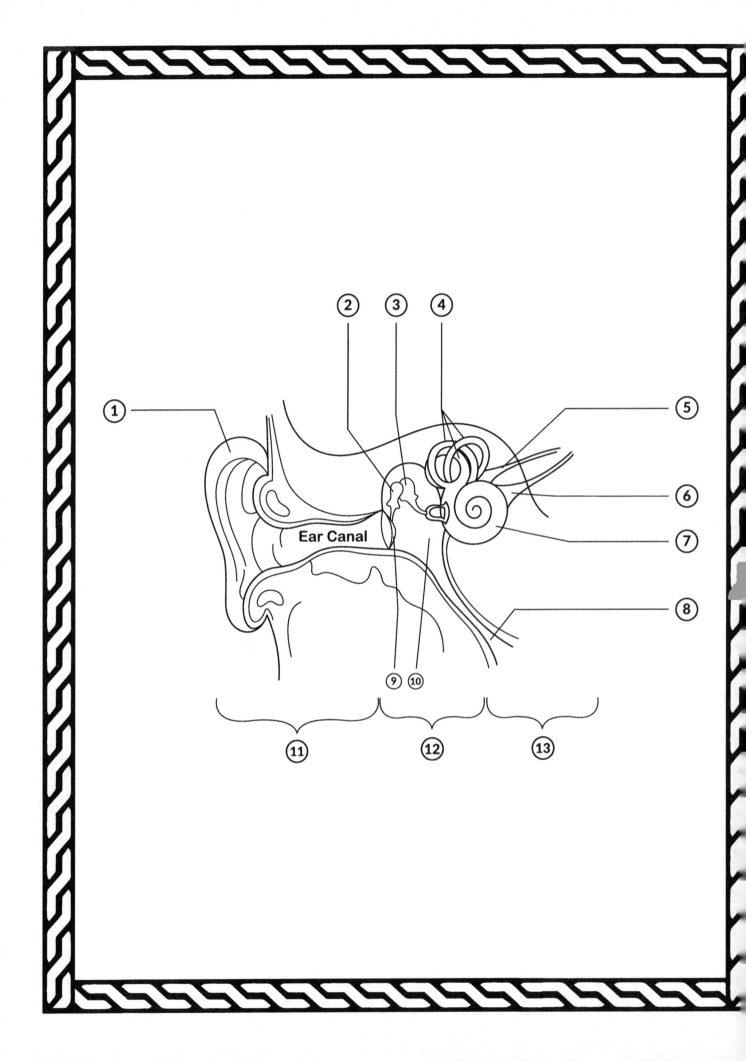

Ear Canal

(1). Helix

(2). Malleus

(3). Incus

(4). Semicircular Canals

(5). Vestibular Nerve

(6). Cochlear Nerve

(7). Cochlea

(8). Eustachian Tube

(9). Ear Drum

(10). Tympanic Cavity

(11). Outer Ear

(12). Middle Ear

(13). Inner Ear

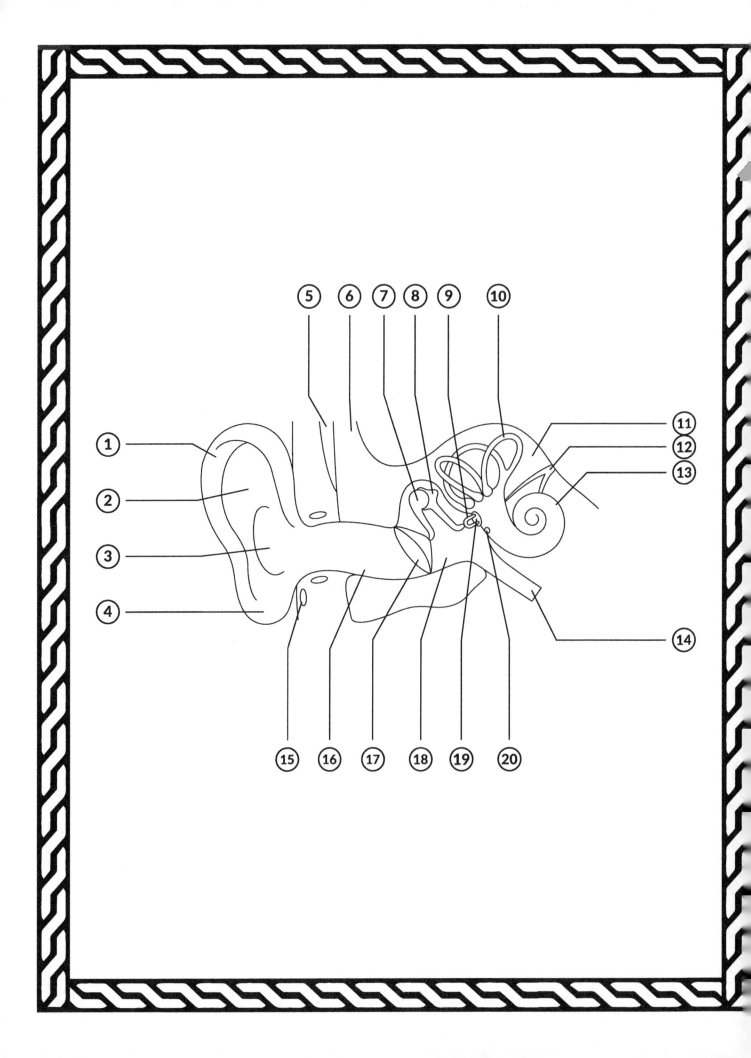

(1). Helix

(2). Auricle

(3). Concha

(4). Earlobe

(5). Temporal Muscle

(6). Temporal Bone

(7). Malleus

(8). Incus

(9). Stapes

(10). Semicircular Canals

(11). Vestibular Apparatus

(12). Nerves

(13). Cochlea

(14). Eustachian Tube

(15). Cartilage

(16). Ear Canal

(17). Tympanic Membrane

(18). Tympanic Cavity

(19). Oval Window

(20). Round Window

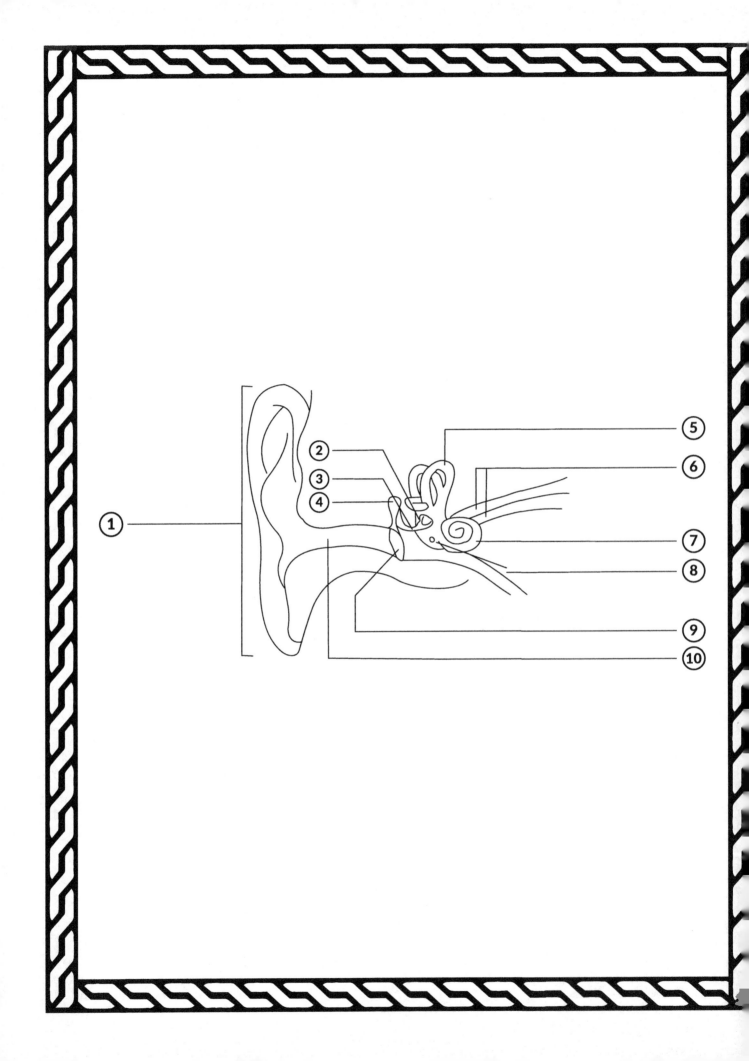

(1). Pinna

(2). Stirrup

(3). Anvil

(4). Hammer

(5). Semicircular Canals

(6). Auditory Nerve

(7). Cochlea

(8). Round Window

(9). Ear Drum

(10). Auditory Canal

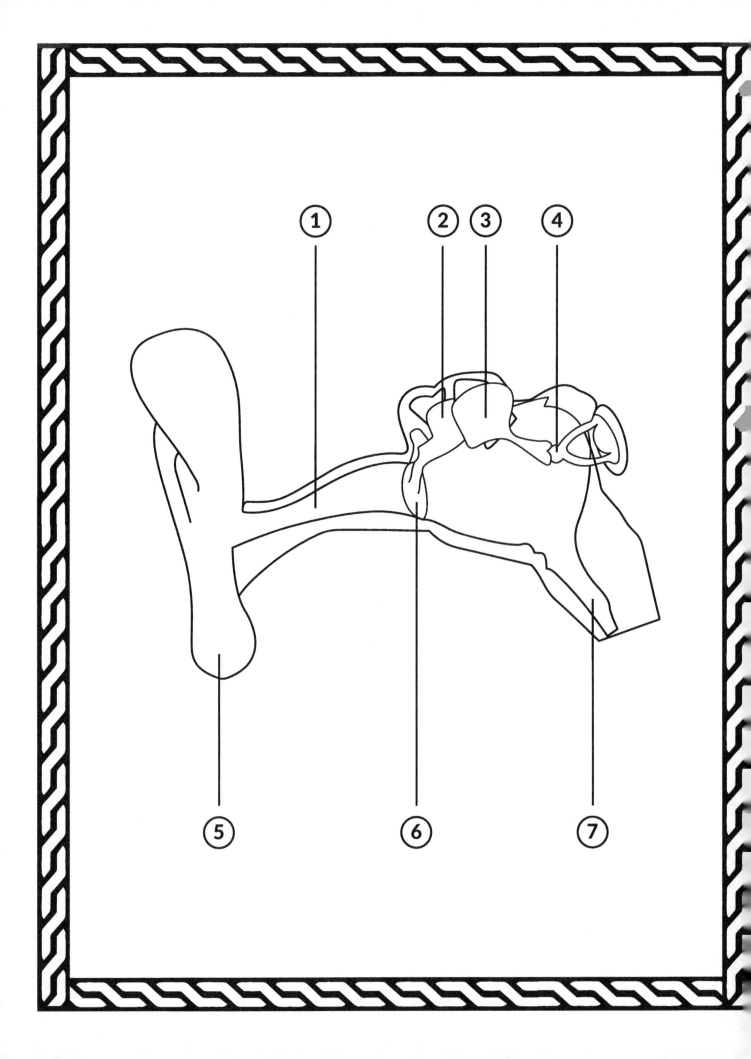

(1). Ear Canal

(2). Malleus

(3). Incus

(4). Stapes

(5). Pinna

(6). Ear Drum

(7). Eustachian Tube

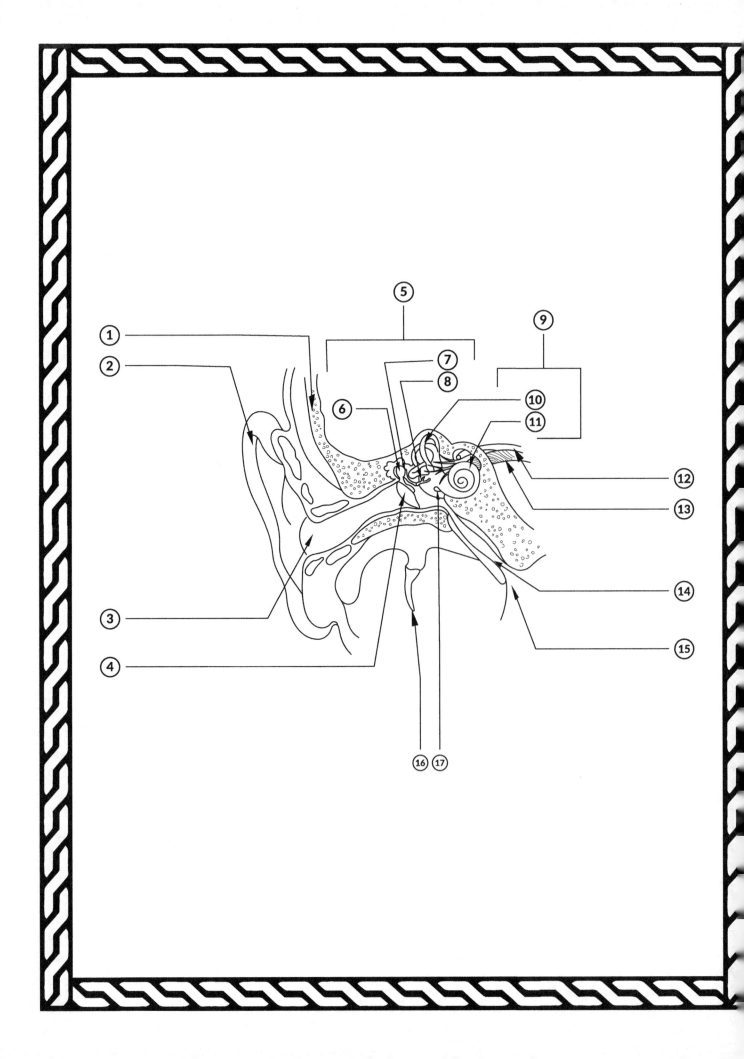

(1). Temporal Bone

(2). Pinna

(3). Auditory Canal

(4). Tympanic Membrane (Ear Drum)

(5). Middle Ear

(6). Malleus (hammer)

(7). Incus (anvil)

(8). Stapes (Stirrup)

(9). Inner Ear

(10). Semicircular Canals

(11). Cochlea

(12). Vestibular Nerve

(13). Cochlear Nerve

(14). Eustachian Tube

(15). Opening to Nasopharynx

(16). Styloid Bone

(17). Round Window

Internal Ear

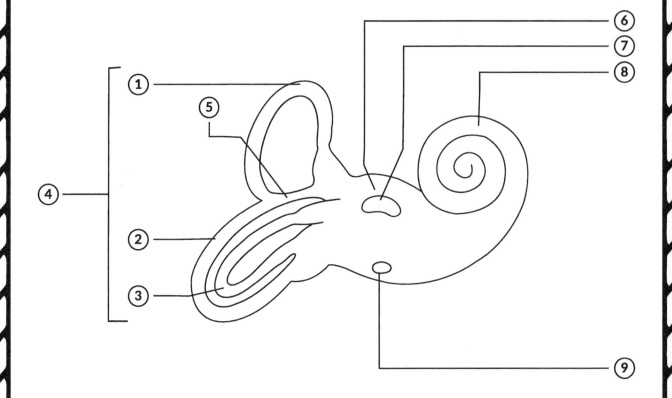

(1). Anterior

(2). Posterior

(3). Lateral

(4). Semicircular Canals

(5). Crus Commune

(6). Vestibule

(7). Fenestra Vestibuli

(8). Cochlea

(9). Fenestra Cochleae

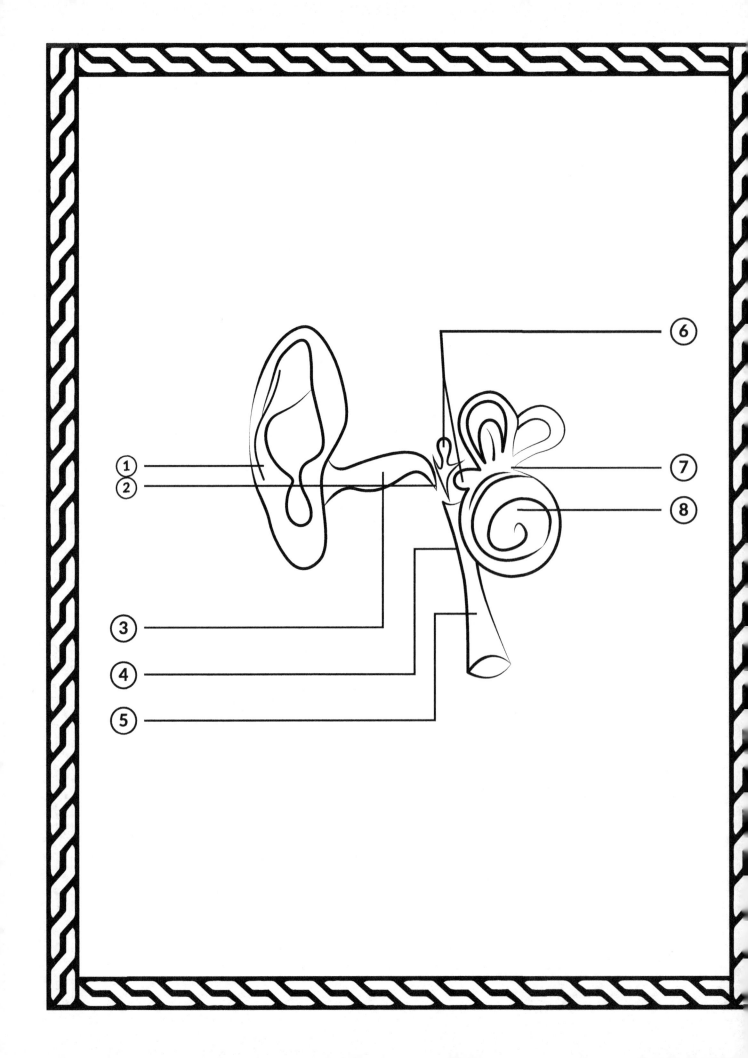

(1). **Outer Ear**

(2). **Tympanic Membrane**

(3). **Ear Canal**

(4). **Middle Ear**

(5). **Eustachian Tube**

(6). **The Auditory Ossicles**

(7). **Inner Ear**

(8). **Cochlea**

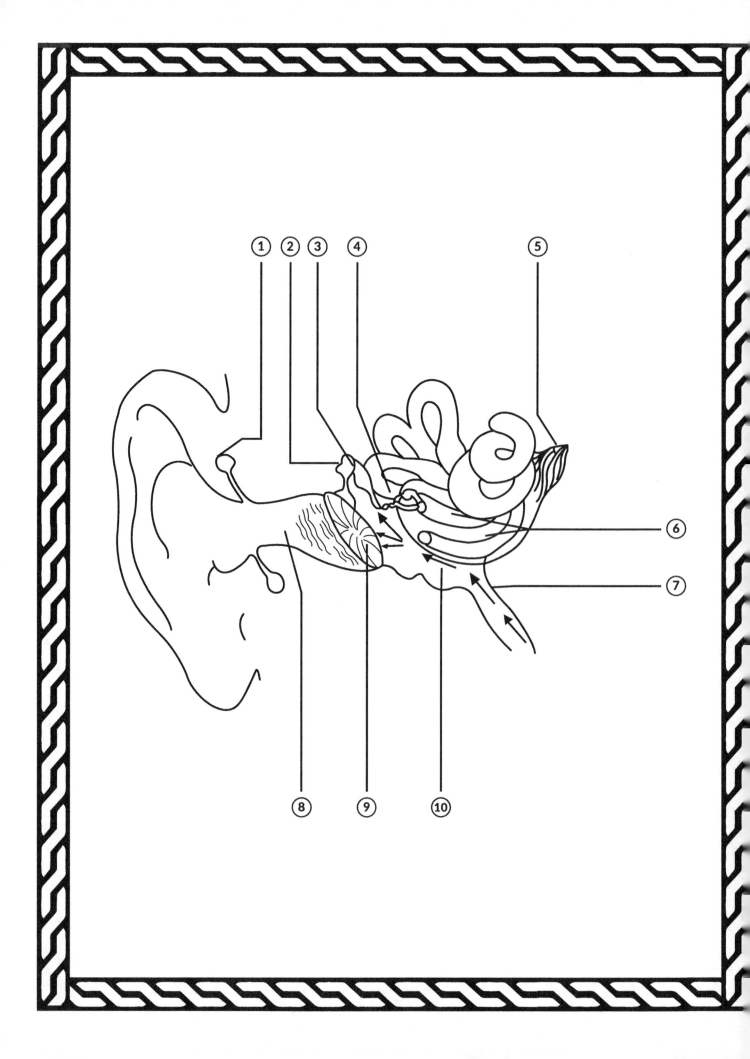

(1). Wax Producing Gland

(2). Hammer

(3). Anvil

(4). Stirrup

(5). Nerve to Brain

(6). Canals of Cochlea

(7). Eustachian Tube

(8). Ear Canal

(9). Ear Drum

(10). Middle Ear

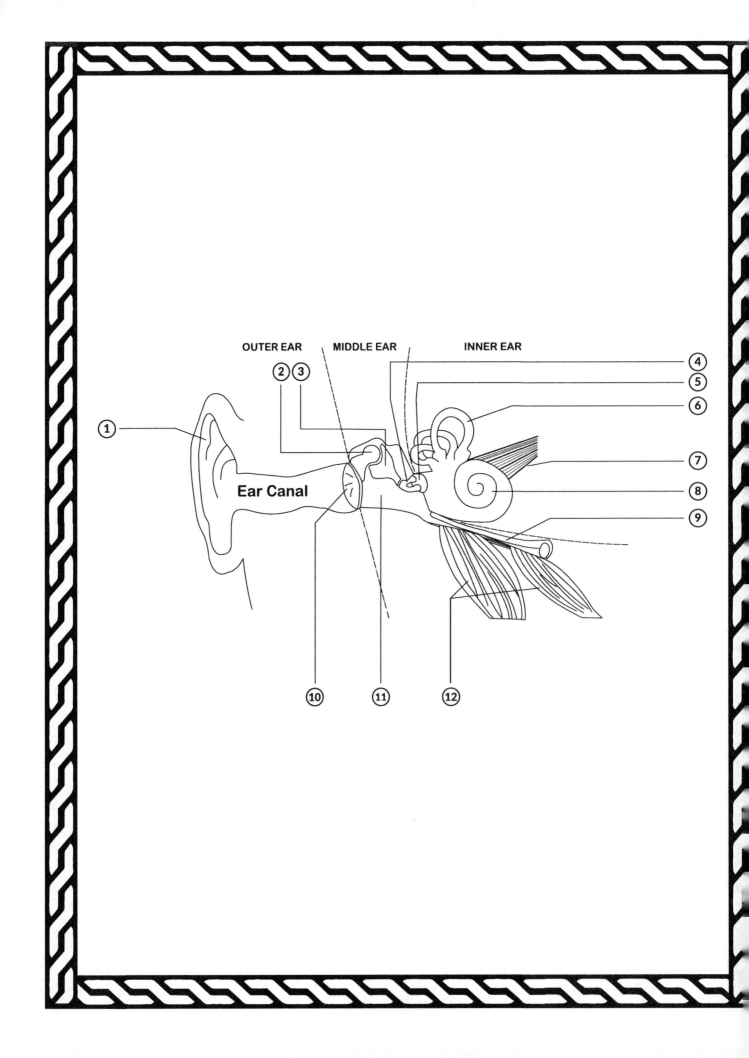

OUTER EAR   MIDDLE EAR   INNER EAR

Ear Canal

(1). Pinna

(2). Malleus

(3). Incus

(4). Stapes

(5). Oval Window

(6). Semicircular Canals (balance)

(7). Auditory Nerve (to the brain)

(8). Cochlea

(9). Eustachian Tube

(10). Ear Drum

(11). Build up of Fluid in the Middle Ear

(12). Muscles

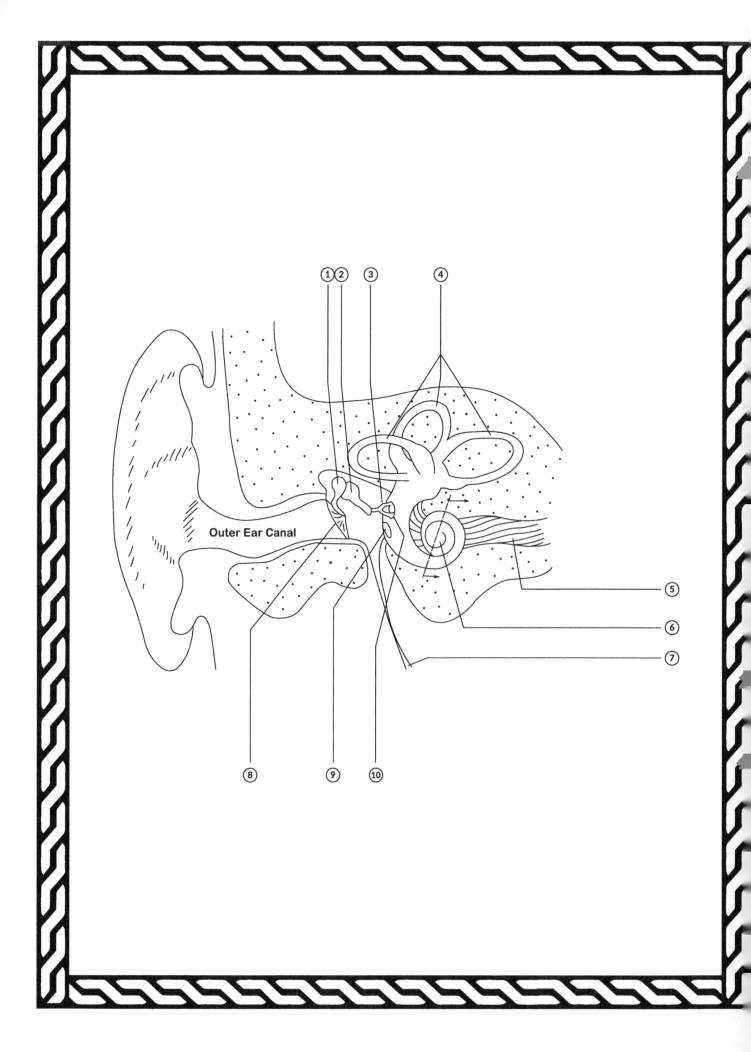

Outer Ear Canal

(1). **Malleus**

(2). **Incus**

(3). **Stapes**

(4). **Semicircular Canals**

(5). **Auditory Nerve**

(6). **Cochlea**

(7). **Eustachian Tube**

(8). **Ear Drum**

(9). **Round Window**

(10). **Oval Window**

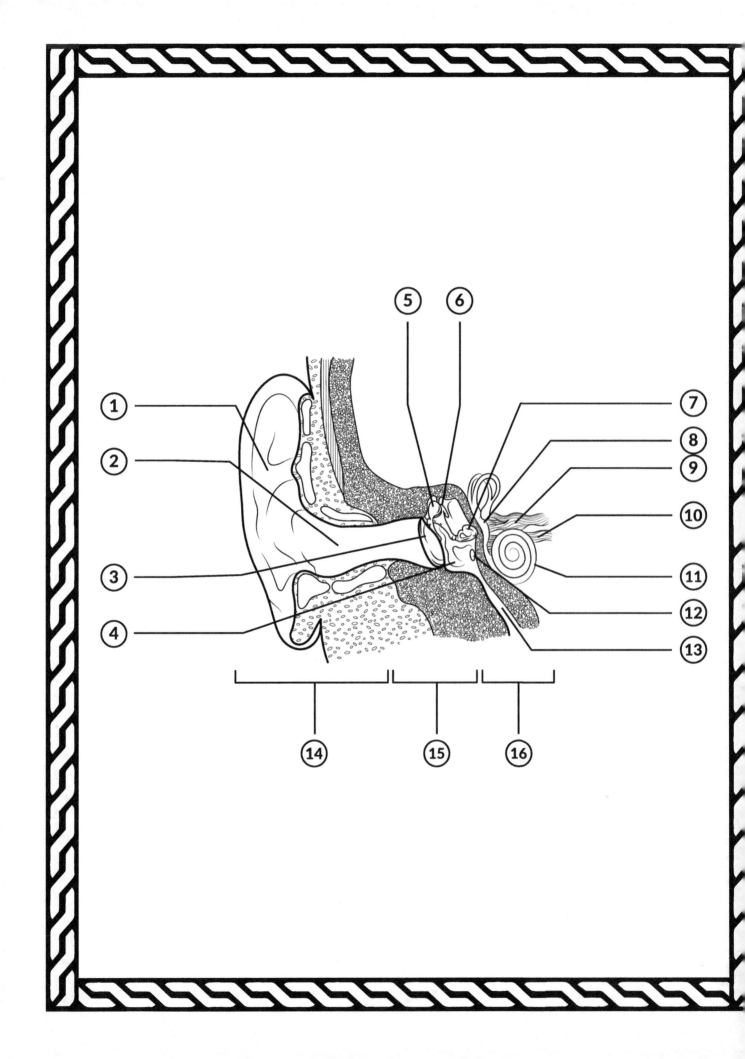

(1). Auricle

(2). Ear Canal

(3). Tympanic Membrane

(4). Tympanic Cavity

(5). Malleus

(6). Incus

(7). Stapes (attached to oval window)

(8). Vestibule

(9). Vestibular Nerve

(10). Cochlear Nerve

(11). Cochlea

(12). Round Window

(13). Eustachian Tube

(14). External Ear

(15). Middle Ear

(16). Inner Ear

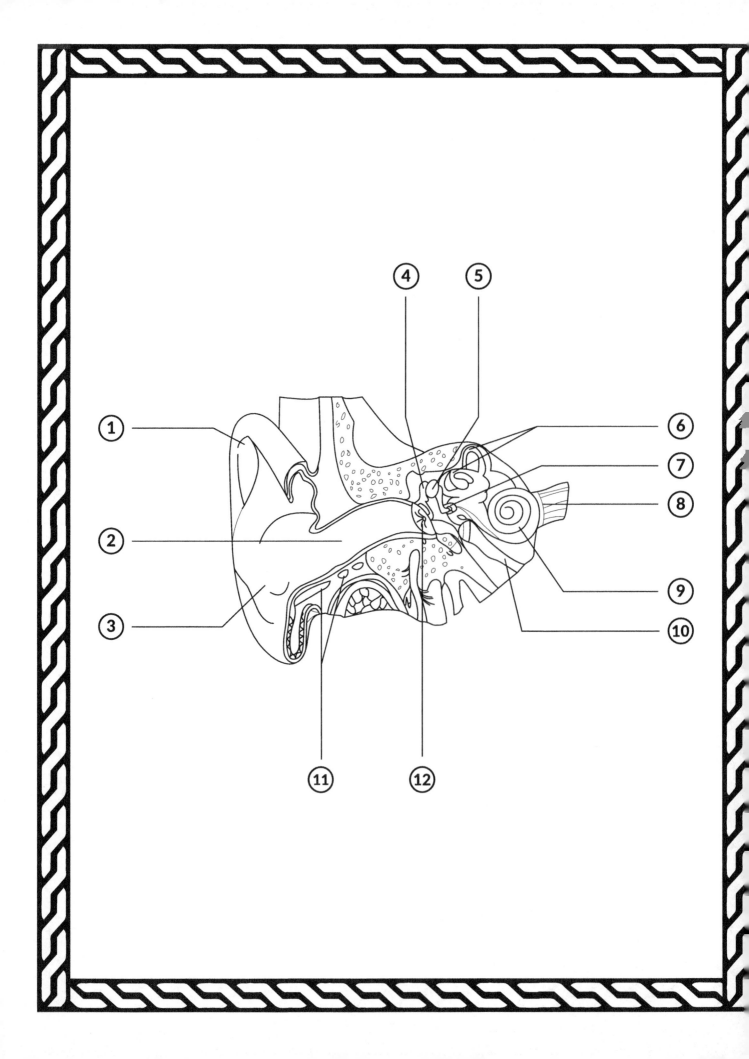

(1). Pinna

(2). External Auditory Canal

(3). External Ear

(4). Malleus

(5). Incus

(6). Semicircular Canals

(7). Stapes

(8). Auditory Nerve

(9). Cochlea

(10). Eustachian Tube

(11). Cartilage

(12). Ear Drum
(Tympanic Cavity)

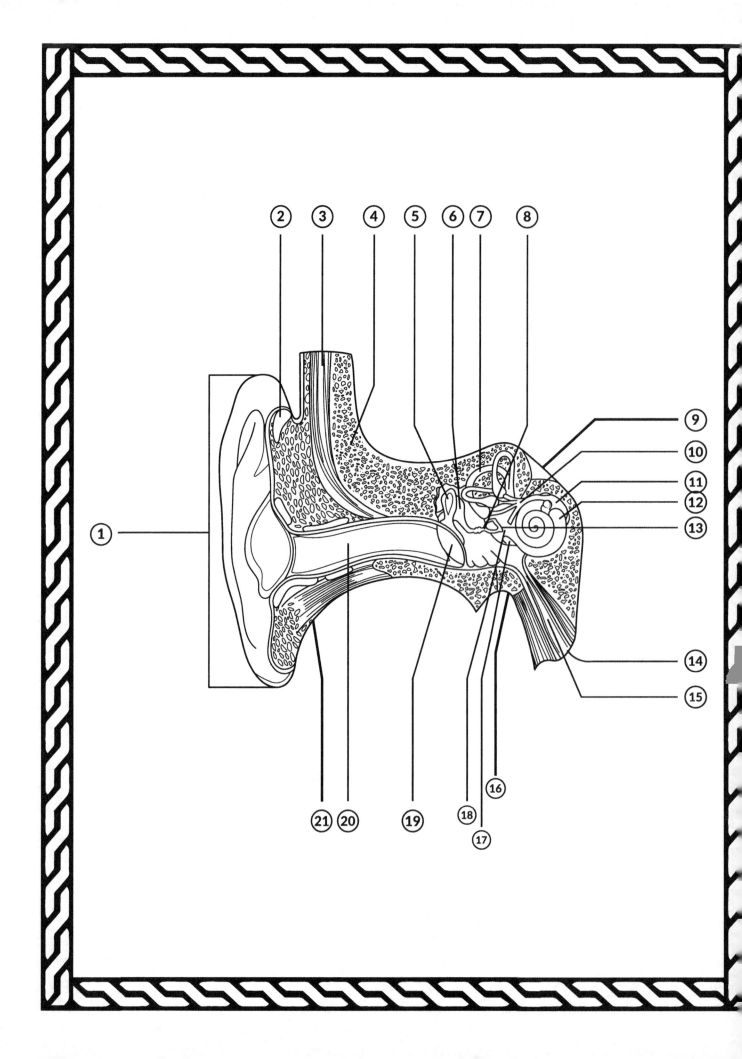

(1). Pinna

(2). Elastic Cartilage

(3). Muscle

(4). Skull Bone

(5). Malleus

(6). Incus

(7). Semicircular Canals

(8). Stapes

(9). Inner Ear

(10). Vestibular Nerve

(11). Cochlear Nerve

(12). Cochlea

(13). Oval Window (Deep to Stapes)

(14). To Nasophatynx

(15). Eustachian Tube

(16). Middle Ear

(17). Round Window

(18). Vestibule

(19). Eardrum

(20). Ear Canal

(21). External Ear

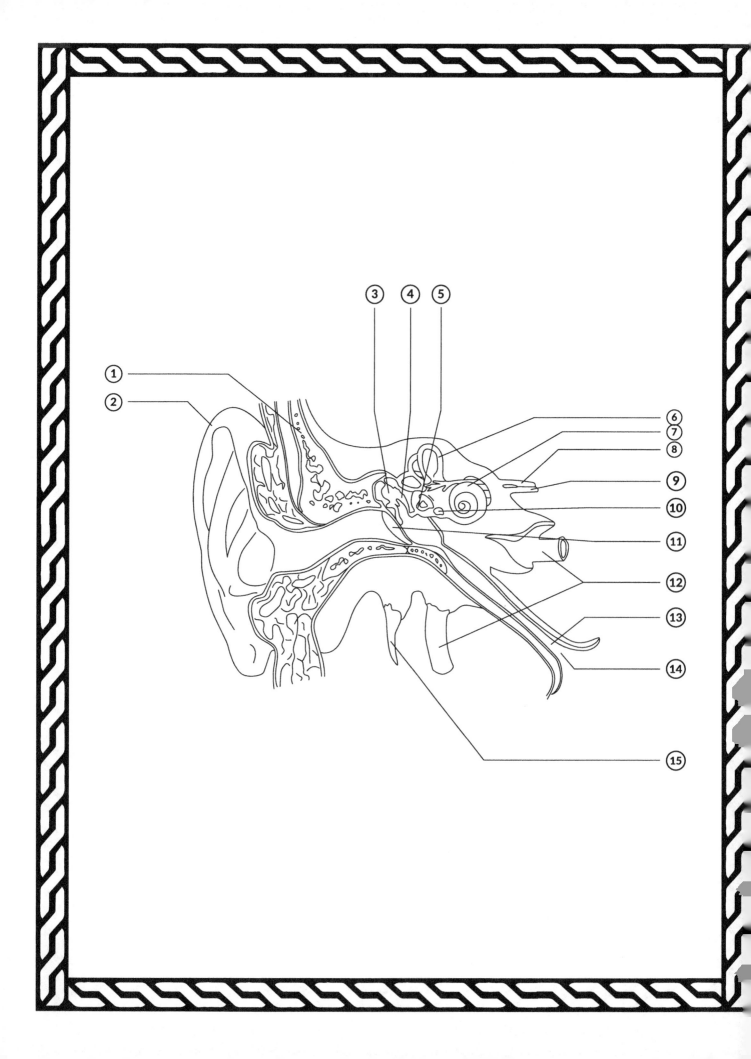

(1). **Temporal Bone**

(2). **Pinna**

(3). **Malleus**

(4). **Incus**

(5). **Stapes**

(6). **Semi Circular**

(7). **Cochlea**

(8). **Vestibular Nerve**

(9). **Cochlear Nerve**

(10). **Round Window**

(11). **Tympanic Membrane**

(12). **Internal Carotid Artery**

(13). **Eustachian Tube**

(14). **Opening to Nasopharynx**

(15). **Styloid Bone**

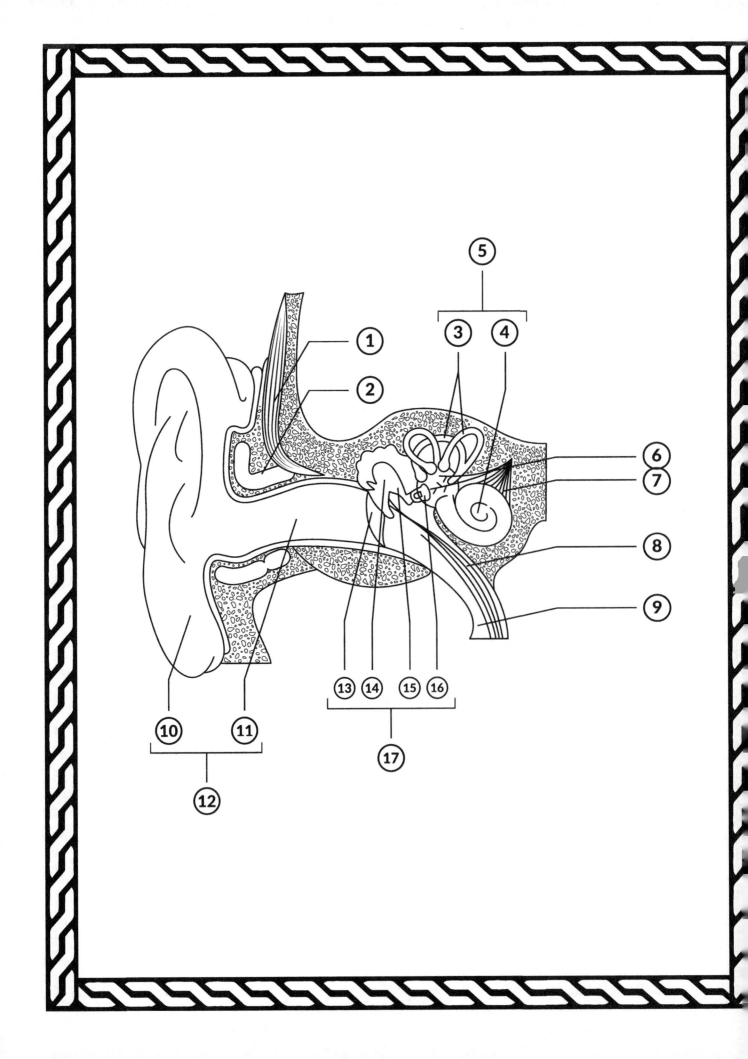

(1). Temporal Muscle

(2). Cartilage

(3). Semicircular Canals

(4). Cochlea

(5). Inner Ear

(6). Vestibular Nerve

(7). Auditory Nerve

(8). Tensor Tympani Muscle

(9). Auditory Tube

(10). Earlobe

(11). Ear Canal

(12). Outer Ear

(13). Ear Drum

(14). Malleus

(15). Incus

(16). Stapes

(17). Middle Ear

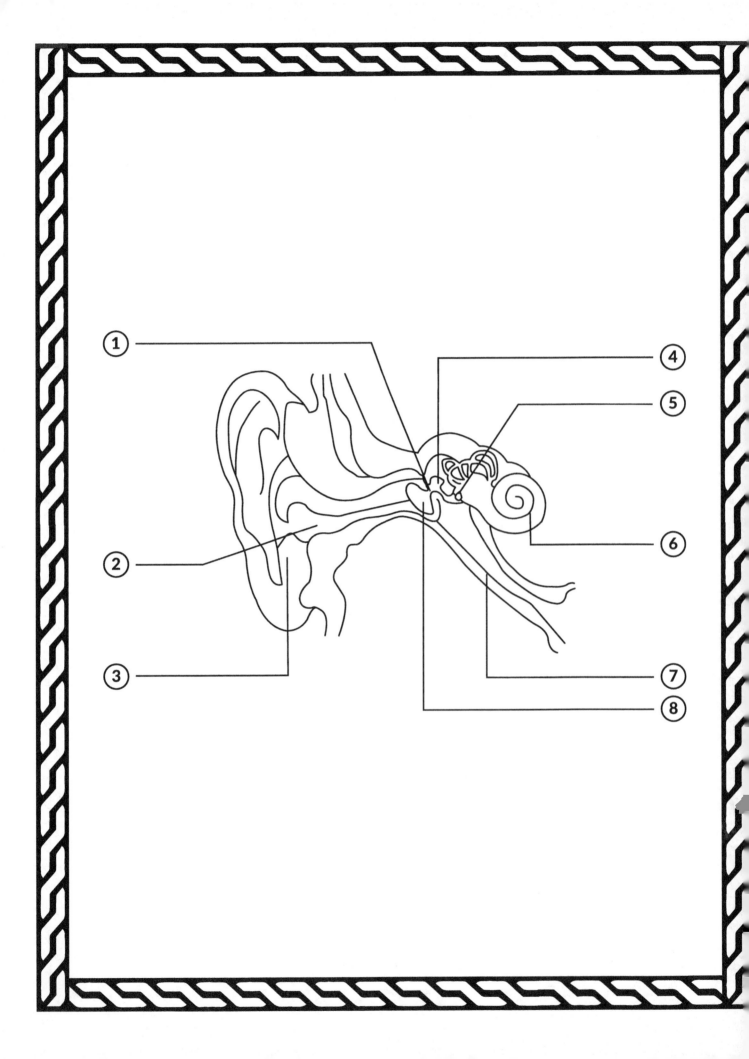

(1). **Malleus**

(2). **Ear Canal**

(3). **Pinna**

(4). **Incus**

(5). **Stapes**

(6). **Cochlea**

(7). **Eustachian Tube**

(8). **Ear Drum**

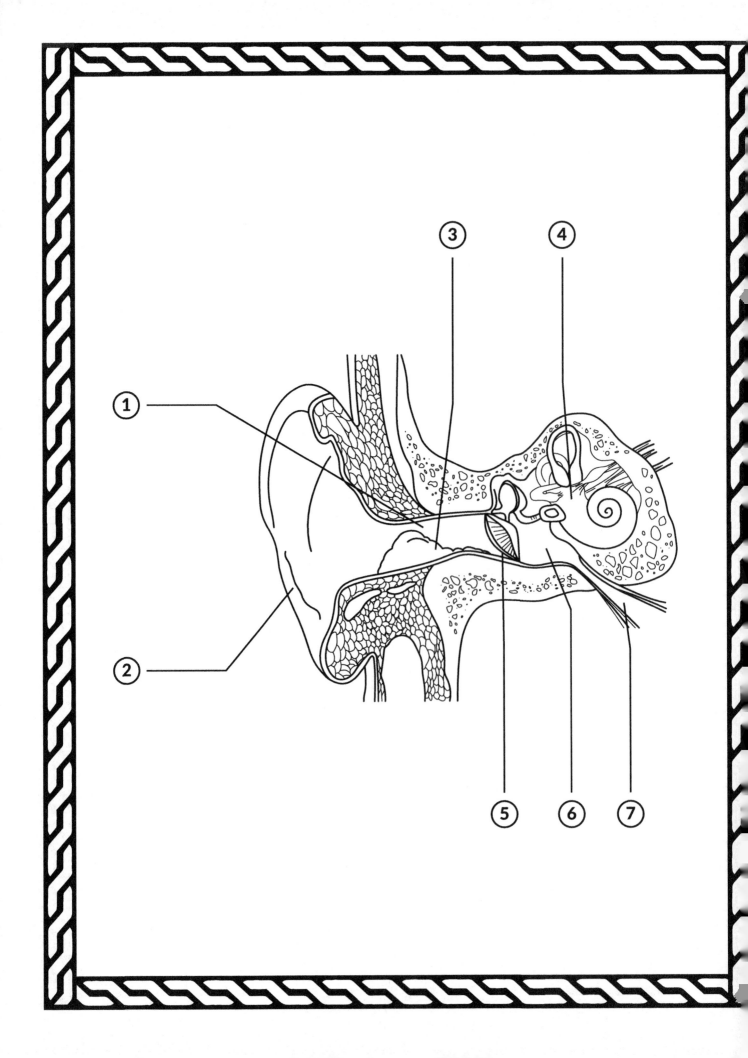

(1). Ear Canal

(2). Pinna

(3). Ear Wax

(4). Inner Ear

(5). Eardrum

(6). Middle Ear

(7). Eustachian Tube

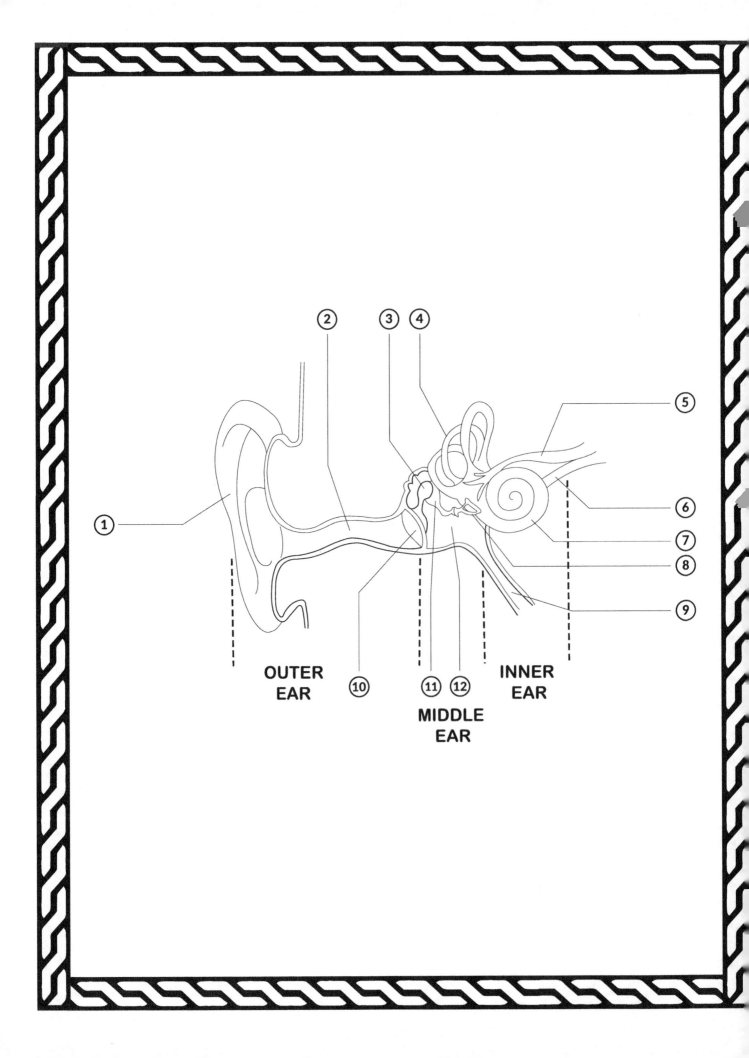

OUTER
EAR

MIDDLE
EAR

INNER
EAR

(1). Auricle

(2). Ear Canal

(3). Malleus

(4). Semicircular Canals

(5). Vestibular Nerve

(6). Cochlear Nerve

(7). Cochlea

(8). Stapes

(9). Eustachian Tube

(10). Ear Drum

(11). Incus

(12). Tympanic Cavity

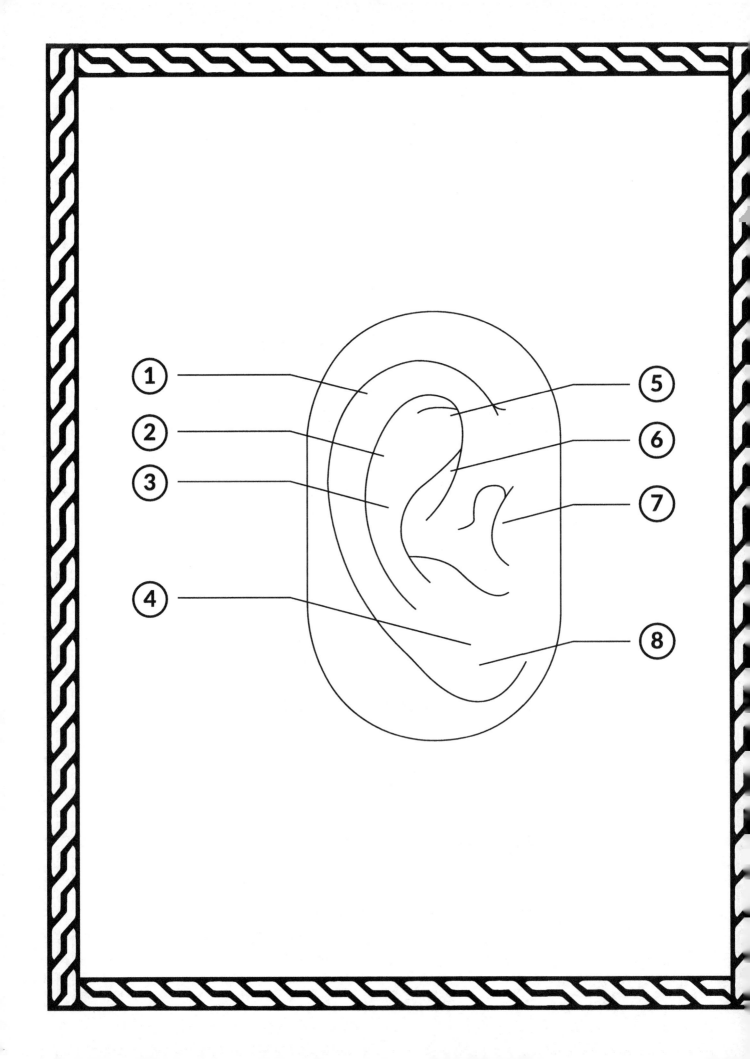

(1). Helix

(2). Scapcha

(3). Antihelix

(4). Antitragus

(5). Fossa

(6). Concha

(7). Targus

(8). Earlobe

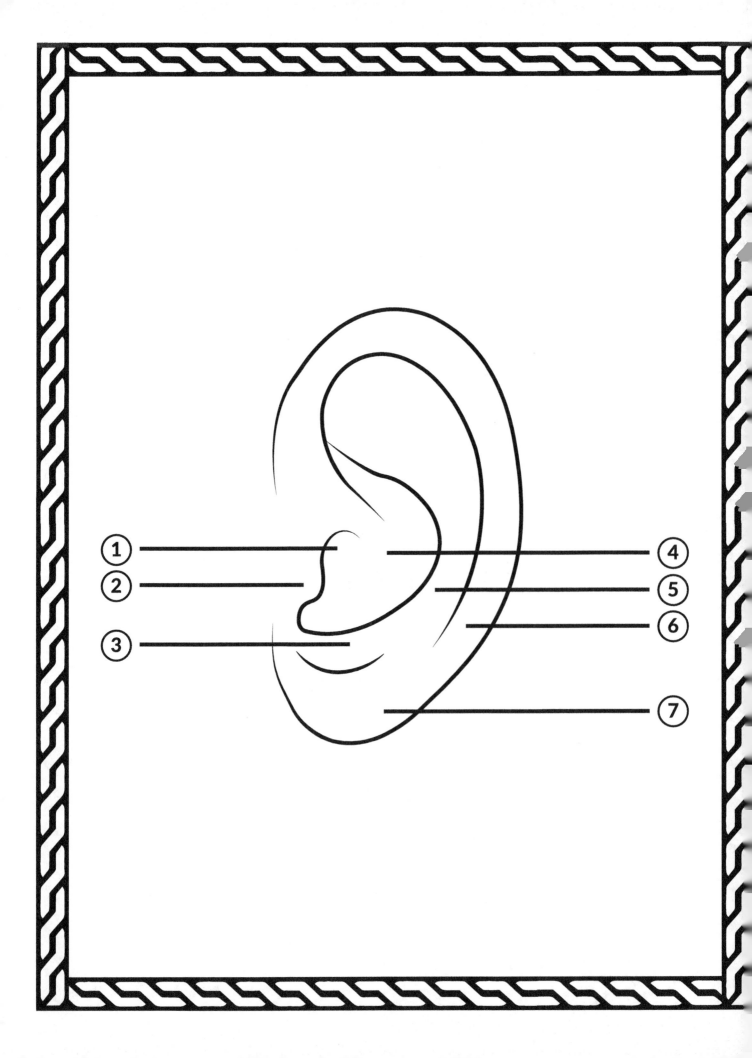

(1). **Porus Acusticus Externus**

(2). **Tragus**

(3). **Antitragus**

(4). **Concha Auriculae**

(5). **Anthelix**

(6). **Helix**

(7). **Lobulus Auriculae**

EXTERNAL EAR

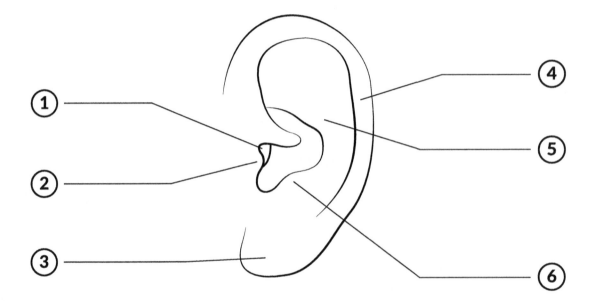

(1). External Acoustic Meatus

(2). Tragus

(3). Lobule

(4). Helix

(5). Antihelix

(6). Antitragus

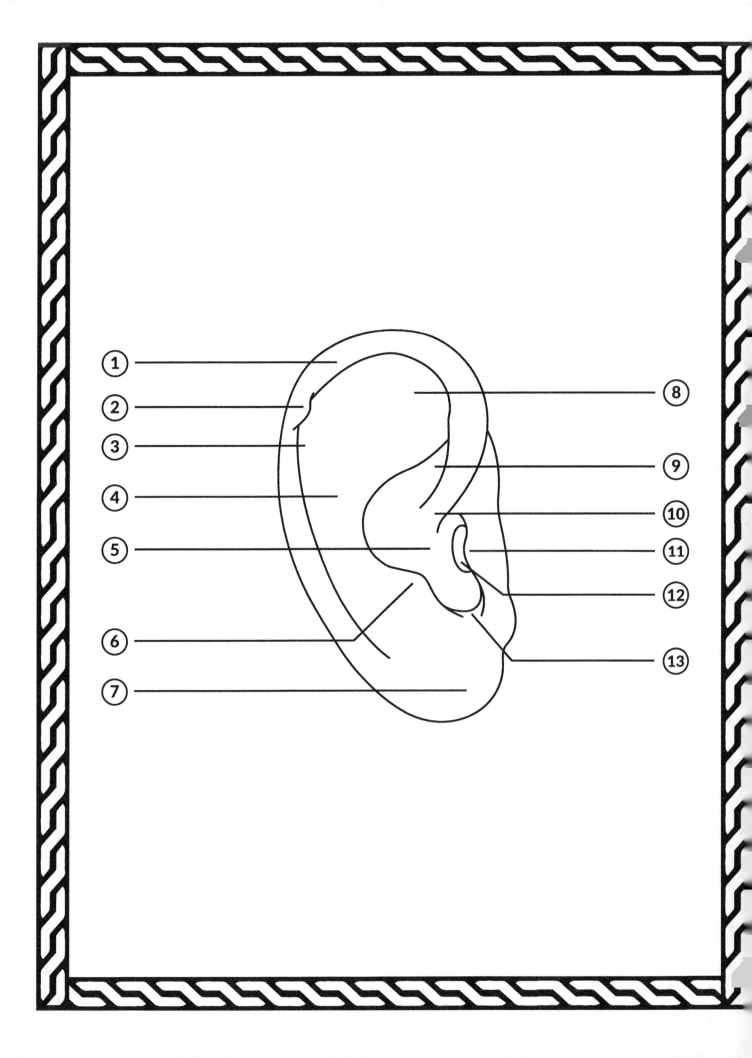

(1). Helix

(2). Darwin's Tubercle

(3). Scapha

(4). Antihelix

(5). Concha Cavum

(6). Antitragus

(7). Lobule

(8). Triangular Fossa

(9). Concha Cymba

(10). Helicis Crus

(11). Tragus

(12). External Auditory Canal

(13). Intertragical Notch

Printed in Great Britain
by Amazon